DU TRAITEMENT DE L'OZÈNE

ET DES

ULCÉRATIONS DE LA MUQUEUSE DU NEZ
PAR LES DOUCHES NASALES ;

PAR M. GAILLETON,
Chirurgien en chef de l'Antiquaille.

On désigne sous le nom d'ozène les diverses affections des fosses nasales caractérisées par une odeur fétide de l'air expiré par les narines. Cette odeur spéciale se rencontre dans un certain nombre d'affections assez différentes les unes des autres et s'observe également en dehors de toute altération appréciable de la muqueuse. De là cette division classique de l'ozène en idiopathique et symptomatique.

Le coryza chronique, les ulcérations de la pituitaire limitées à la muqueuse ou s'étendant jusqu'aux parties osseuses, la carie, la nécrose des os du nez, du vomer, de l'ethmoïde, sont les altérations anatomiques que l'examen chirurgical ou les autopsies ont fait reconnaître. On a recherché dans la scrofule, la diathèse herpétique, la syphilis, etc., les causes générales de ces lésions.

Les diverses altérations locales que nous venons d'énumérer ne suffisent pas cependant à elles seules pour expliquer l'ozène ; car : 1° il existe des malades chez lesquels il est impossible de retrouver aucune des lésions précédentes ; 2° des lésions identiques par l'aspect extérieur n'amènent pas également sur tous les sujets l'odeur fétide. Aussi, la plupart des auteurs admettent que l'ozène vrai exige pour sa production une altération spéciale dans la composition du produit de sécrétion de la muqueuse, altération dont la cause nous est encore inconnue. M. Trousseau a comparé avec raison, sous le rapport de la genèse, l'odeur fétide de la transpiration cutanée chez certains individus avec la puanteur de l'ozène. Nous partageons cette manière de voir et sommes convaincu que pour le développement de l'ozène, des conditions organiques spéciales sont nécessaires. Mais cette disposition morbide peut être singulièrement favorisée par la présence d'ulcérations syphilitiques ou autres dans les fosses nasales, et pour arriver à la guérison, le médecin doit soigneusement combattre ces causes occasionnelles.

Laissant de côté tout ce qui a rapport à la symptomatologie et au diagnostic, j'arrive au traitement et m'occuperai spécialement des moyens thérapeutiques locaux à employer contre l'ozène idiopathique et celui qui est lié à une inflammation chronique de la muqueuse sans ulcérations.

Le traitement général a des indications assez précises pour que je m'abstienne d'en parler ici.

Une foule de médicaments ont été vantés contre l'ozène, et l'expérience a successivement démontré leur peu d'efficacité. Les moyens locaux comprennent des agents médicamenteux qui ont pour but : 1° de modifier l'odeur exhalée; à cette catégorie se rapportent les poudres ou liquides aromatiques, eaux de senteur, eau chlorurée; 2° d'absorber les gaz fétides et de neutraliser leur odeur; poudres absorbantes, sous-nitrate de bismuth, poudre de charbon.

Ces divers moyens ne remplissent que très-imparfaitement le but, et on comprend sans peine leur inefficacité. Aussi, d'autres médications ont-elles été proposées depuis les temps les plus anciens pour modifier le mode de vitalité des parties malades.

Les préparations pharmaceutiques se rapportent toutes à deux types :

1° Poudres et liquides de composition variée que l'on insuffle ou que l'on injecte dans les fosses nasales dans le but d'obtenir un effet astringent ou cathérétique.

2° Action directe d'un caustique ou du cautère actuel pour détruire des ulcérations visibles ou cachées.

Toutes les formules peuvent rentrer dans un des groupes

précédents. J'étudierai seulement les médications les plus usitées aujourd'hui. Ce sont :

A. Les injections avec les solutions d'acide phénique, de permanganate de potasse, de chlorate de potasse, de perchlorure de fer.

B. Le traitement de M. Trousseau qui consiste dans l'insufflation d'une poudre composée de calomel, 1 gr. 20, oxyde rouge de mercure, 0,60, et sucre candi, 16 ; puis tous les jours deux aspirations ou injections avec une ou deux cuillerées à café de la solution suivante dans un verre d'eau chaude : sublimé, 8 ; alcool, q. s.; eau distillée, 380.

C. Enfin le traitement de M. Cazenave (de Bordeaux) qui cautérise l'intérieur des fosses nasales suivant un procédé décrit dans tous les livres de médecine opératoire. Il fait, dans quelques cas, des injections avec une solution plus ou moins concentrée de nitrate d'argent, 1 à 4 grammes sur 30 d'eau distillée.

Ces diverses méthodes comptent, en nombre inégal, il est vrai, des succès et des échecs. Les solutions que j'ai énumérées plus haut (acide phénique, permanganate de potasse, etc.) ne paraissent pas appelées à un plus grand avenir que les diverses préparations d'alun, de plomb, de chlore, etc., usitées auparavant. L'injection simple détruit l'odeur pendant quelques minutes seulement, et les pansements permanents qui modifient l'odeur pendant leur application sont impossibles.

Le traitement de M. Trousseau revendique quelques guérisons, mais peu fréquentes. La cautérisation de M. Cazenave donne de meilleurs résultats, mais trop souvent encore on voit échouer les méthodes les plus rationnelles et les plus scrupuleusement suivies.

A quoi peut tenir cet insuccès de la thérapeutique ? Ce n'est pas au peu d'énergie des agents employés, car ce sont les plus actifs de la matière médicale.

L'insuccès dépend, en grande partie du moins, de ce fait que le siége du mal reste inaccessible au remède employé. Cette proposition nous permet d'expliquer et le peu d'utilité d'un grand nombre de préparations et les raisons d'insuccès de toutes les méthodes.

Si l'ozène est une affection *sui generis* de la membrane pituitaire, s'il est produit par un vice inconnu encore de la sécrétion glandulaire, il siége non pas seulement sur la partie externe des fosses nasales, sur la cloison, mais bien dans toute l'étendue de la membrane de Schneider, dans les plis nombreux et les méandres des fosses nasales. Quelle action exercent, dans ce cas, les poudres diverses insufflées? Les liquides eux-mêmes employés suivant la méthode ordinaire n'ont qu'une action des plus restreintes quant à l'étendue du mal.

La méthode de M. Cazenave a dû certainement ses succès à deux causes : 1° elle permet de cautériser et d'amener, par conséquent, à guérison les ulcères peu profonds des fosses nasales et visibles à l'œil ; 2° en cautérisant aussi haut que possible, même lorsqu'il ne voyait pas les ulcérations, M. Cazenave badigeonnait ainsi une grande partie de la muqueuse, et le caustique, en se liquéfiant, allait agir encore sur d'autres points. — Enfin, dans les cas de coryza sans ulcérations, ce chirurgien promenait le crayon sur toutes les parties accessibles et se créait ainsi les meilleures chances de succès.

Les heureux résultats obtenus par cette pratique justifient notre manière de voir et expliquent en même temps pourquoi certains cas se montrent rebelles. L'ozène idiopathique de toutes les variétés étant celle qui occupe les plus grandes surfaces sera la plupart du temps réfractaire. La cause réside-t-elle dans des ulcérations accessibles, il guérira bien plus facilement.

Nous allons maintenant rechercher par quels moyens nous pouvons modifier sûrement l'intérieur des fosses nasales par l'emploi d'un agent thérapeutique.

Weber (de Halle) a démontré que lorsqu'une des fosses nasales est remplie par un liquide soumis à une pression hydrostatique, si le sujet respire en même temps, le voile du palais se relève de manière à fermer au liquide tout accès dans le pharynx, et ce liquide sort par l'autre narine.

M. Thudicum, mettant à profit cette donnée physiologique, a imaginé, pour porter les médicaments dans les fosses nasales, un appareil spécial. « Sur un pied solidement assujetti, il fixe un verre cylindrique très-haut, de la capacité d'un litre et demi. Le fond de ce verre est percé d'un trou auquel s'adapte un tuyau en caoutchouc, tuyau qu'on peut, à volonté, ouvrir ou fermer à l'aide d'un robinet. Si, maintenant, vous supposez ce tuyau terminé par un bout mobile, d'une grosseur telle qu'il n'entre dansla narine qu'à frottement, vous comprenez qu'en ouvrant plus ou moins le robinet, vous projetez dans les fosses nasales un jet de liquide plus ou moins fort qui, selon sa composition, les absterge ou y porte un liquide médicamenteux. Le malade est tenu, durant l'injection, dans le décubitus horizontal. Avec un peu d'habitude, on parvient à faire pénétrer le liquide dans l'antre d'Hyghmore, et même dans les sinus frontaux. » *The Lancet*, 26 novembre et 3 décembre 1864. — *France médicale*, 31 décembre 1864.

Répétant les expériences de Weber et celles de Thudicum, j'obtins des résultats semblables. Seulement, lorsque la pression à laquelle est soumis le liquide n'est pas assez grande, ce dernier retombe en partie dans le pharynx.

Si on fait passer un courant liquide peu volumineux, comme celui d'une petite seringue, dans la narine, le liquide passe en grande partie dans le pharynx, ou revient par la narine dans laquelle on a pratiqué l'injection.

Si le jet est plus gros, comme celui que donne une seringue à hydrocèle, le liquide revient en partie par l'autre narine, mais il en tombe une certaine quantité dans l'arrière-gorge, et il survient des quintes de toux qui coïncident avec cette chute du liquide. Enfin, si l'on se sert d'un embout assez volumineux adapté à un instrument débitant un certain volume d'eau, le liquide revient en entier par la narine opposée à celle où il a été injecté.

Ce phénomène se produit avec d'autant plus de facilité que l'embout s'adapte mieux à la narine et obture plus complètement l'orifice externe.

Dans ce cas, la fosse nasale est remplie par une colonne liquide qui pénètre dans tous les points de son étendue et le liquide parvient jusque dans les points reculés.

Dans ces conditions, aucun point du mal n'échappe à l'action du remède, et on peut comparer les effets produits à ceux qu'on obtient par les douches utérines dans les maladies du col de la matrice.

Ne pouvant me procurer l'instrument de l'auteur, j'essayai successivement de faire l'irrigation avec un clyso-pompe, un irrigateur Eguisier, un tube adapté au robinet de la compagnie des eaux. Tous ces modes réussirent, mais l'irrigateur est le moyen le plus commode, le plus facile à manier ; c'est celui dont je me sers habituellement.

Tous les appareils à douche utérine seraient bons pour arriver au même résultat.

Des préparations à employer. — Les agents thérapeutiques que l'on peut mettre en usage sont l'eau à divers degrés de température, les solutions légèrement astringentes renfermant par litre 10 grammes de sel marin, 1 à 3 gr. d'alun, 1 à 4 grammes de sulfure de potasse, 0,50 à 1 gr. de sulfate de zinc, 0,05 à 10, 20 centigrammes de nitrate d'argent ; des décoctions de feuilles de noyer, d'écorce de ratania, de quinquina, etc., etc.

Les eaux minérales naturelles, et spécialement les eaux sulfureuses, eau de Challes étendue de moitié d'eau peuvent rendre d'utiles services.

Il est facile de multiplier les remèdes, mais les plus simples à manier sont de beaucoup préférables.

Il est inutile d'insister sur les indications de chacun de ces médicaments. Je commence par les irrigations à l'eau simple, puis j'emploie les décoctions végétales astringentes. Si la muqueuse est épaissie, hypérémiée, je passe aux solutions faibles de sel marin, d'alun, aux eaux sulfureuses, et ce n'est que plus tard, si aucune modification ne survient, que j'ai recours aux préparations de sulfate de zinc, etc.

Manœuvre opératoire. — La position horizontale recommandée par Thudicum est très-incommode. Lorsque le malade pratique lui-même son injection, il vaut mieux le placer assis, la tête légèrement inclinée en avant, et lui faire tenir d'une main sous son menton la cuvette destinée à recevoir le liquide. Il peut également se placer debout devant une cheminée ou un meuble sur lesquels repose la cuvette.

On lui recommande de respirer le plus naturellement

possible, sans effort ni précipitation, de ne pas s'inquiéter de la sensation un peu désagréable de la première application. On introduit la canule de l'irrigateur dans une des narines, en obturant, avec le doigt appuyé sur l'aile du nez, le léger vide qui pourrait rester ; on ouvre le robinet peu à peu, et le liquide retombe dans le vase destiné à le recevoir. La canule doit être d'un certain volume pour bien obturer l'orifice.

On commence par une irrigation d'un à deux litres, pour habituer le malade. Après quelques essais avec l'eau tiède, on remplace ce liquide par une solution de feuilles de noyer, etc., et l'on ne passe à l'injection cathérétique, si elle est nécessaire, qu'autant que le malade bien exercé n'est plus exposé à voir le liquide tomber dans l'arrière-gorge.

Dans l'ozène, je recommande au malade de faire tous les jours une irrigation de dix litres environ, en deux fois, cinq litres le matin et cinq litres le soir. Je fais toujours précéder les injections médicamenteuses d'une irrigation à l'eau tiède pour déterger les surfaces. Deux à trois litres de solution minérale forte sont suffisants dans les 24 heures. Sur la fin du traitement, on diminuera progressivement la quantité du liquide, et la guérison obtenue, on continuera pendant quelques jours une irrigation de un à deux litres d'eau pure pour éviter les récidives.

Des inconvénients de la douche et de quelques précautions à prendre. — Chez quelques personnes pusillanimes, ou douées d'une grande sensibilité, les premières applications sont quelquefois difficiles. Le plus souvent, ces malades n'exécutant pas bien les mouvements respiratoires, avalent quelques gouttes de liquide et sont pris de quintes de toux. Dans ces cas, le médecin enseigne au malade le mode opératoire et l'engage à le répéter chez lui avec de l'eau tiède. J'ai toujours vu les malades, après deux ou trois essais sur eux-mêmes, revenir bien habitués à leur manœuvre. Il est bon de laisser reposer de temps en temps le malade après une injection d'un ou deux litres. Dans les premières tentatives, le malade ressent une sensation de plénitude dans les fosses nasales, spécialement à la partie supérieure ; il éprouve pendant l'irrigation des phénomènes analogues à ceux du rhume de cerveau; mais ce premier effet passe très-vite, et je ne l'ai jamais vu assez prononcé pour arrêter le traitement.

Des résultats obtenus. — Un fait singulier a tout d'abord attiré notre attention, c'est que sur cinq malades atteints d'ozène idiopathique, toujours l'odeur a disparu après le quatrième ou le sixième jour du traitement à l'eau simple ou salée. La guérison n'était pas obtenue, car la récidive serait inévitable, si on cessait alors le traitement; mais le symptôme si pénible pour le malade avait disparu, et cette circonstance est pour lui un puissant encouragement à persévérer. — Sur le malade de l'observation 2, le troisième jour, il n'y avait plus trace d'odeur, et ce jeune homme se croyait guéri comme par enchantement, disait-il. Tous les malades que nous avons soignés ont guéri après un traitement de 3 à 4 mois environ, et cependant ils avaient été soumis auparavant à une série de traitements tous restés inefficaces.

Observation Ire. — *Punaisie chronique. — Insuccès de diverses médications. — Irrigations continues. — Guérison.*

Mlle X..., âgée de 17 ans, d'un tempérament lymphatique, réglée depuis l'âge de 15 ans, vient me consulter le 4 janvier 1864. — Cette jeune fille est atteinte depuis deux ans et demi d'une affection des fosses nasales caractérisée par une odeur de punais, assez fétide pour avoir obligé ses parents à la retirer de la pension où elle faisait ses études. Plusieurs médecins ont été consultés et ont ordonné des anti-scrofuleux : huile de foie de morue, iodure de potassium, etc., des insufflations avec des poudres absorbantes ou désinfectantes, des lotions avec des liquides plus ou moins caustiques. Ces divers moyens ont été d'une complète inefficacité.

Etat actuel. — Le nez est aplati à sa racine et est assez fortement camard ; à part ce vice de conformation, rien d'anormal dans la charpente du nez.

L'examen des narines, de la muqueuse nasale ne laisse rien voir de pathologique. Point d'ulcérations visibles sur un point quelconque de la muqueuse. Un mucus fétide abondant sort par les narines de temps en temps. L'odorat est, en grande partie, aboli.

La malade n'a pas rendu de matières épaisses, solides, en forme de bouchons, mais à plusieurs reprises, elle a présenté des poussées impétigineuses aux environs de la lèvre supérieure sur le pourtour des narines. Il est difficile de rapporter à une lésion ulcéreuse l'odeur fétide exhalée par les narines malades. L'absence de congestion de la muqueuse tend bien plutôt à faire supposer qu'il s'agit ici d'un ozène idiopathique, lié à une altération spéciale du produit de sécrétion de la pituitaire. L'aplatissement de la racine du nez ne peut que favoriser la production de cette odeur fétide.

Prescription. — Traitement général par l'iodure de potassium; insufflations de poudres d'alun et de camphre. Lotions avec une solution de nitrate d'argent, 1 sur 20.

Continués pendant quinze jours, ces remèdes n'amènent aucun résultat satisfaisant. L'odeur disparaît pendant la durée de l'application du pansement, mais reparaît quelques minutes après que celui-ci a été enlevé.

20 janvier. — Pansement avec des bourdonnets de charpie imbibés d'une solution de permanganate de potasse. — Injections avec ce même liquide. — Insuccès.

5 février. — Le permanganate de potasse est remplacé par l'acide phénique. — Même insuccès.

Je cautérise à plusieurs reprises le fond des cavités nasales avec l'instrument et selon la méthode de M. Cazenave, de Bordeaux. Cette tentative n'a pas mieux réussi.

Au commencement du mois de mars, je pratique une première irrigation et je continue tous les jours. Après quelques désagréments, la malade s'habitue facilement et parvient à les faire elle-même sans le moindre inconvénient.

Une première série d'irrigations, trois fois par jour et quatre litres chaque fois, fut faite avec de l'eau additionnée d'une cuillerée à bouche de sel gris pour deux tiers de litre environ.

L'odeur cesse immédiatement après la seconde irrigation. Elle n'a plus reparu.

Les liquides employés furent successivement une décoction de feuilles de noyer avec addition de sel, une décoction de roses de provins avec 4 grammes d'écorces de ratania par litre de liquide.

Ces liquides furent successivement employés pendant un mois, et la malade faisait ses irrigations au moyen d'un grand appareil Eguisier.

Après ce laps de temps, nous laissâmes reposer la malade pendant quelques jours, mais le dixième jour, à notre grand déplaisir et à celui de la malade, l'odeur commençant à revenir, la jeune fille recommença immédiatement l'irrigation.

Nous pensâmes alors que des agents plus énergiques étaient nécessaires pour modifier profondément la vitalité de la muqueuse, et nous employâmes successivement pendant huit jours chacun : 1° Une solution d'alun, 3 grammes par litre ; 2° Une solution de sulfate de zinc, 1 gramme par litre ; 3° Une solution d'azotate d'argent, 10 centigr. par litre.

21 mai. — Le traitement est suspendu. La jeune fille reprend ses occupations habituelles et retourne à sa pension. Le dimanche et le jeudi, elle fait, par mesure de précaution, une irrigation avec un litre seulement d'eau ordinaire matin et soir ; aucune trace d'odeur n'a reparu jusqu'à présent. La jeune fille a pris pendant deux mois du sirop d'iodure de fer, du fer réduit et des bains sulfureux tous les quatre jours.

Dans cette observation, nous voyons :

1° L'insuccès complet des diverses méthodes. — Poudres et liquides désinfectants. — Cautérisation.

2° Le traitement général a été insuffisant par lui-même.

3° L'irrigation a fait cesser l'odeur de punais dès les premières applications. L'odeur a reparu après la suspension de la médication qui n'avait pas été assez prolongée ; mais, à la suite du nouveau traitement, elle a cessé tout à fait.

4° La cause de cette affection paraissait tenir, chez notre malade, à une sécrétion vicieuse de la pituitaire qui a été combattue par les astringents divers qui ont été employés.

Obs. II. — *Coryza chronique. — Punaisie. — Inflammation de l'oreille moyenne. — Irrigations continues. — Guérison.*

M. X..., âgé de 19 ans, constitution assez bonne, tempérament lymphatique, est malade depuis dix-huit mois.

Ce jeune homme, à la suite de travaux intellectuels et de veilles prolongées, a éprouvé des douleurs assez vives qui partaient de l'intérieur des fosses nasales pour s'irradier vers le front et dans la tête. Un sentiment de gêne dans les narines, qui semblaient obstruées, a bientôt accompagné ces premiers symptômes, qui furent suivis d'une odeur de plus en plus fétide.

Le malade consulta un médecin qui lui prescrivit un traitement général et local que le malade ne peut préciser. Cette médication resta sans effet, et un traitement hydrothérapique suivi pendant quelque temps n'amena pas un meilleur résultat.

Au mois de juin 1864, un autre médecin cautérisa à plusieurs reprises l'intérieur des fosses nasales avec le nitrate d'argent et fit badigeonner la cavité nasale avec la teinture d'iode. Le malade crut remarquer qu'à partir de ce moment, il s'écoulait de temps à autre des quantités plus considérables de mucus purulent. Une humeur demi-solide, ou bien une matière épaisse et concrète, d'une odeur repoussante, sortait parfois sous forme de bouchons volumineux, infects.

Les efforts d'expuition pour débarrasser les fosses nasales de ces corps étrangers furent assez violents et répétés plusieurs fois par jour; il en résulta des douleurs vives dans l'arrière-gorge et un bourdonnement d'oreilles fort incommode. Un traitement par l'huile de foie de morue et autres anti-scrofuleux fut complètement inefficace contre ces symptômes.

Etat actuel. — 6 avril 1865. — La conformation extérieure du nez est normale ; le palper ne révèle aucune altération de la charpente du nez. Point de rougeur à l'extérieur des narines, pas d'éruptions impétigineuses.

Le malade exhale une odeur fétide, repoussante, qui remplit la chambre, lui interdit tout rapport social et l'empêche de poursuivre ses études.

L'ouverture des narines est obstruée par du mucus demi-solide, jaune verdâtre, et par des concrétions grisâtres adhérentes et extrêmement fétides.

L'orifice ayant été débouché par l'enlèvement de ces croûtes au moyen de tractions à la pince et d'un lavage à l'eau tiède, on aperçoit la muqueuse nasale d'un rouge vineux prononcé, surtout vers la partie inférieure des narines et sur les deux faces de la cloison. Aussi loin que la vue puisse pénétrer, on aperçoit cette coloration.

Nulle part, on ne trouve d'ulcérations.

Le matin spécialement, il s'écoule par le nez une humeur mucoso-purulente en assez grande quantité; puis, pendant 15 ou 18 heures, le nez reste complètement sec et se remplit des concrétions dont nous avons déjà parlé.

Le malade n'éprouve plus depuis longtemps le besoin de moucher, et quand les concrétions deviennent gênantes par leur volume et leur nombre, il se livre à des efforts désordonnés pour les expulser et ne peut y parvenir qu'après de longues tentatives. Alors surviennent des douleurs vives dans la gorge et des bourdonnements d'oreilles qui incommodent au plus haut degré le malade.

L'odorat est à peu près aboli, les odeurs ne sont plus perçues par le malade.

Le voile du palais, le pharynx sont le siége d'une fluxion intense; les amygdales sont volumineuses.

Depuis quelque temps, les fonctions digestives s'accomplissent mal, et immédiatement après le repas, le malade est pris de malaise, de sensation de pesanteur à la région épigastrique et de céphalalgie.

Prescription. — 6 avril. — Un gramme de tartrate de fer et de potasse à prendre au moment du repas dans du sirop d'écorce d'oranges amères. Bains sulfureux. Irrigations à l'eau tiède, 10 litres par jour.

9 avril. — Le malade commence à s'habituer à l'irrigation. On emploie deux litres d'une décoction de feuilles de noyer pour l'irrigation, additionnée de quatre cuillerées à bouche de sel de cuisine.

11 avril. — L'odeur a disparu complètement, et le malade est aussi satisfait qu'étonné de ce résultat.

Continuer l'irrigation (cinq litres de la solution précédente). Cette quantité est injectée en deux ou trois fois dans la journée. Employer d'abord l'eau simple pour bien nettoyer la cavité nasale, puis le mélange indiqué.

On prescrit au malade un purgatif tous les deux jours, pendant douze jours.

17 avril. — Le résultat est toujours satisfaisant. L'odeur n'a pas reparu. La muqueuse nasale a conservé sa coloration foncée. Le malade se plaint d'avoir rendu en grande quantité du mucus solide. Les digestions sont toujours pénibles. — Prescription : prises de fer réduit par l'hydrogène, cannelle et magnésie, aa, 15 centigrammes par jour.

1er mai. — Même état — Irrigations avec décoction de roses de provins. Deux litres additionnés de 20 grammes d'extrait de ratania.

15 mai. — La muqueuse est toujours congestionnée. L'odeur n'a pas reparu.

Irrigations avec eau additionnée de 4 grammes de sulfure de potasse par litre. — Trois litres dans 24 heures.

15 juin. — L'état de la muqueuse s'est sensiblement modifié.

La rougeur tend à disparaître, mais le malade se plaint vivement de l'odeur de l'injection et accuse une sensibilité très-vive de la gorge.

On suspend le traitement.

L'odeur a reparu quatre jours après la cessation des irrigations. Le traitement est repris.

Quelque temps après, il survint une inflammation très-vive de la gorge, des douleurs très-intenses dans l'oreille, accompagnées d'une rougeur et du gonflement du pourtour de l'oreille externe. Médication antiphlogistique. — Purgatif. L'appétit est revenu, les digestions se font bien.

Au commencement de septembre, tout traitement est suspendu, et aujourd'hui nul symptôme n'a reparu. Le malade commence à moucher; il est employé dans un bureau. Seulement il m'a dit ces jours derniers que de temps en temps il se fait une irrigation, de peur, dit-il, de voir reparaître ce mal qui a failli compromettre sa carrière.

Les réflexions faites à propos de la première observation sont justement applicables à cette deuxième observation. Insuccès des méthodes les plus variées. Efficacité rapide de l'irrigation. Guérison complète après un traitement assez court d'une affection rebelle et ancienne.

Obs. III. — *Coryza chronique. — Ozène. — Irrigations. — Guérison.*

X..., âgé de 14 ans, tempérament lymphatique, constitution un peu chétive, est atteint depuis six mois d'un coryza chronique avec ozène. La muqueuse nasale est rouge, épaissie et sécrète un liquide mucoso-purulent avec abondance. Le malade est sujet à s'enrhumer avec la plus grande facilité. L'air expiré par les narines a une odeur fétide qui, peu prononcée au début, devient tous les jours plus sensible.

Les lèvres sont légèrement tuméfiées

15 avril. — Traitement général. — Huile de foie de morue. Bains sulfureux. — Comme traitement local, douche à l'eau tiède pendant cinq jours. — Douche avec décoction de feuilles de noyer, additionnée d'une cuillerée à bouche de sel marin par litre d'eau. Six litres par jour.

Sous l'influence de ces moyens, l'odeur disparaît d'abord, puis la sécrétion diminue peu à peu, la muqueuse reprend son aspect habituel, etc.

Deux mois après, la guérison était obtenue. Pendant un mois, injection d'un litre par jour; et aujourd'hui, il n'y a pas eu de récidive.

Je passe sous silence deux observations identiques aux précédentes et qui guérirent après trois mois de guérison.

De l'application des injections à quelques maladies des fosses nasales. — Les irrigations pratiquées suivant la méthode que nous avons décrite conviennent surtout au traitement de l'ozène idiopathique; mais elles constituent, en outre, un auxiliaire utile de la thérapeutique des ulcérations diverses du nez. Dans le lupus étendu à l'intérieur des narines, l'irrigation convient pour déblayer l'intérieur du conduit des croûtes épaisses qui l'obstruent et sont un obstacle à l'application régulière des topiques.

Obs. IV. — *Lupus hypertrophique. — Récidive dans les fosses nasales. Pansement avec une solution d'azotate d'argent. — Irrigations continues. — Guérison.*

Mlle X..., âgée de 19 ans, d'une assez bonne constitution, mais d'un tempérament lymphatique exagéré, a été traitée pendant longtemps pour un lupus hypertrophique du nez et de la partie inférieure des fosses nasales. Cette affection, guérie depuis deux ans environ, a nécessité des cautérisations fréquentes et l'emploi de moyens généraux et locaux qu'il est inutile d'énumérer ici.

Au mois de janvier 1865, la maladie récidive dans les fosses nasales, épargnant complètement la surface externe du nez. Elle siége sur le bord inférieur des narines, vers la sous-cloison, et spécialement à la partie inférieure des fosses nasales, au pourtour de l'orifice.

Surfaces rouges vineuses, saignantes au moindre attouchement, hérissées de petites granulations séparées par des anfractuosités assez profondes. Suppuration abondante. Croûtes verdâtres, sanguinolentes, obstruant l'orifice des narines.

Une première irrigation (trois litres d'eau tiède) est faite pour nettoyer les surfaces malades. On voit alors les granulations signalées plus haut remonter le long de la sous-cloison et sur la paroi interne de l'aile du nez. De petites ulcérations sont creusées en divers points.

Prescription. — 20 mars. — Sirop d'iodure de fer. — Bains sulfureux. — Pansement avec une solution de 1 gr. d'azotate d'argent sur 15 gr. d'eau. Immédiatement avant le pansement qui sera répété matin et soir, faire une irrigation avec 5 litres de décoction de feuilles de noyer, additionnée d'une cuillerée à bouche de sel marin par litre.

15 jours après le début du traitement, amélioration sensible; les bourgeons s'affaissent, la muqueuse perd sa coloration violacée, la suppuration ne forme plus des croûtes aussi épaisses, aussi adhérentes.

Un mois après, l'amélioration continue, la muqueuse reprend son aspect habituel. On cesse le pansement et on se borne à des irrigations matin et soir (cinq litres) avec une décoction de roses de provins.

Dans cette observation, le rôle de l'irrigation a été secondaire, et la plus grande part de la guérison doit être attribuée à l'action topique de l'azotate d'argent. Mais en considérant la gravité du mal et la rapidité avec laquelle il a cédé, on peut croire que le nettoiement facile des fosses nasales, l'expulsion complète des débris de suppuration, croûtes, etc., a favorisé beaucoup l'action du nitrate d'argent, et que l'irrigation a été un excellent auxiliaire.

Dans un cas d'ulcère syphilitique accompagné de croûtes épaisses, l'irrigation nous a permis de mettre le mal bien à nu, de constater la destruction d'une partie de la cloison, et a été employée avec succès comme traitement local.

Obs. V. — *Ulcère syphilitique de la cloison. — Traitement général et local par l'iodure de potassium. — Guérison.*

M. X....., âgé de 34 ans. d'une bonne constitution, d'un tempérament sanguin, est malade depuis quelques semaines. Le lobule du nez est légèrement tuméfié, un peu rouge ; l'ouverture des narines bouchée en grande partie par des croûtes noirâtres épaisses et des plus adhérentes. Les lotions tièdes détachent difficilement une partie de ces croûtes et laissent voir au-dessous d'elles des surfaces grenues suppurantes. Rien dans les antécédents du malade ne laisse supposer une prédisposition aux maladies cutanées, et après quelques hésitations, le malade avoue avoir été traité, il y a dix ans environ, pour un chancre qui fut suivi d'accidents syphilitiques.

Nous fîmes quelques irrigations à l'eau tiède, et après le deuxième jour, toutes les croûtes se détachèrent et mirent à nu une ulcération de la grandeur de près d'un centime et qui avait détruit une partie de la cloison. Nous prescrivîmes des injections avec trois litres d'eau additionnée avec 9 gr. d'iodure de potassium par jour, et en même temps nous administrâmes l'iodure à l'intérieur (4 grammes par jour).

Sous l'influence de ces moyens, l'ulcération s'amenda rapidement; le huitième jour, l'ulcère entrait en voie de réparation; le vingtième jour, il était à peu près guéri. Le malade continue son traitement pendant un mois. Il est aujourd'hui (deux mois après) complètement guéri.

Sans donner, dans ce cas, plus d'importance qu'elle n'en mérite à l'irrigation, nous pouvons remarquer cependant qu'elle a favorisé le traitement et que sous son influence, la guérison a été obtenue assez rapidement.

Enfin, dans les cas de carie ou de nécrose accompagnés de petits séquestres, l'irrigation rend d'utiles services en facilitant l'issue des parcelles mortifiées, en nettoyant les surfaces.

Après la lecture de cette note, notre collègue, M. Gayet, dans un cas de nécrose syphilitique des os du nez, a employé l'irrigation avec succès, et par ce moyen, la chute des séquestres a été obtenue avec une grande facilité.

Conclusions. — Des faits relatés dans ce travail, nous concluons que :

1° L'irrigation est le seul moyen de faire pénétrer les médicaments dans toute l'étendue des fosses nasales;

2° Cette méthode permet d'obtenir la guérison de l'ozène idiopathique, affection jusqu'ici le plus souvent incurable;

3° L'irrigation est un auxiliaire des plus utiles dans le traitement des ulcérations superficielles ou profondes des fosses nasales.

Lyon. — Typ. d'A. Vingtrinier.

www.ingramcontent.com/pod-product-compliance
Ingram Content Group UK Ltd.
Pitfield, Milton Keynes, MK11 3LW, UK
UKHW021041200726
13857UKWH00005B/1863

9 782012 883833